EAUX MINÉRALES

FERRO-CRÉNATÉES

DE

FONTAINE-BONNELEAU

(OISE)

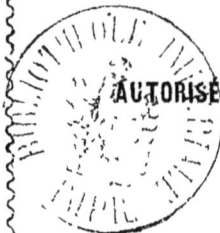

AUTORISÉES PAR LETTRE SPÉCIALE DU MINISTRE

ANALYSÉES PAR

M. OSSIAN HENRY

Membre de l'Académie impériale de Médecine et Chef des Travaux chimiques.

ET APPROUVÉES PAR L'ÉCOLE IMPÉRIALE DES MINES

DEPOT PRINCIPAL A PARIS

A L'ANCIENNE MAISON FAVREUX

28 et 30, rue de Grenelle-Saint-Honoré

ANCIEN BUREAU CENTRAL DES EAUX MINÉRALES DE TOUS PAYS

Et dans toutes les bonnes pharmacies de France et de l'Étranger

1859

EAUX MINÉRALES

FERRO-CRÉNATÉES

DE FONTAINE-BONNELEAU

(OISE)

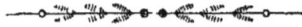

Parmi les Eaux minérales si nombreuses et si variées dans leur nature chimique, celles qui ont le fer pour élément principal, et désignées par le nom *Eau ferrugineuse ou martiale*, occupent un rang fort important.

Ces Eaux, en effet, sont, depuis un temps immémorial, employées avec succès dans la thérapeutique, et la profusion avec laquelle la nature les a répandues à la surface du sol semble témoigner de leur utilité incontestable. On ne saurait mettre en doute d'ailleurs que, dans une foule de circonstances, elles agissent efficacement là où les préparations artificielles avaient échouées ; ce n'est donc pas une exagération que de regarder des sources ferrugineuses comme très-avantageuses pour la médecine et pour le pays qui les possède.

En effet, le fer est un des principaux éléments constituants de l'organisme animal ; les globules du sang lui-même lui doivent leurs propriétés, et on calcule qu'ils en contiennent une quantité telle que le sang d'un adulte en donnerait de quoi frapper une médaille de la de la grandeur d'une pièce de cinquante centimes. Quel que soit le rôle que l'on assigne au fer dans l'économie, physiologistes et médecins s'accordent à le regarder comme un des agents les plus importants de la vie et comme une des ressources les plus précieuses de la thérapeutique.

Les Eaux minérales ferrugineuses peuvent être classées en plusieurs groupes; tantôt le fer y est tenu en dissolution par l'acide sulfurique, tantôt par l'acide carbonique, dans d'autres il est combiné à *l'acide crénique* ou *apocrénique*; ces dernières constituent les Eaux *ferro-crénatées*, précieuses par la faculté avec laquelle elles sont absorbées par les organes digestifs; c'est dans ce dernier groupe que l'on doit ranger les Eaux minérales de Fontaine-Bonneleau.

Fontaine-Bonneleau, près *Crèvecœur*, département de l'Oise, est un village à peu de distance du bourg de Conty (Somme) ; il se trouve par sa position sur la limite de deux départements, le climat y est très-sain, de magnifiques bois environnent les sources et rendent l'aspect de la localité des plus agréables. On peut se livrer aux plaisirs de la chasse qui est une distraction et une promenade utiles dont les buveurs peuvent profiter dans la saison.

C'est par Crèvecœur, ligne du chemin du Nord (Oise), ou par Conty (Somme), qu'il faut arriver à Fontaine-Bonneleau.

Les sources minérales de Fontaine-Bonneleau sont connues depuis longtemps et méritent de l'être davantage. Elles présentent, en effet, sur certaines sources d'Eaux minérales ferrugineuses des plus renommées, une supériorité incontestable, leur limpidité est parfaite

contrairement à la plupart des eaux ferrugineuses qui
laissent après peu de temps déposer leurs principes mi-
néralisateurs; elles sont d'un goût agréable, se conser-
vent indéfiniment et supportent les plus longs voyages,
enfin elles contiennent du manganèse ainsi que le con-
state la nouvelle analyse demandée par M. le Ministre
du Commerce, dans sa lettre du 24 août 1857, à l'Académie impériale de médecine. Afin de fournir à l'Académie des renseignements plus complets, son rap-
porteur, M. O. Henry, fut invité en mars 1858 à visiter
les sources de Fontaine-Bonneleau, et, dans sa séance
du 13 avril 1858, l'Académie, sur le rapport suivant, lu
à la commission, émit un avis favorable en faveur des
Eaux minérales de Fontaine-Bonneleau qui motiva l'autorisation accordée par M. le Ministre du Commerce
pour l'exploitation nouvelle des sources, suivant lettre
du 22 septembre, même année.

Voici le rapport :

« Les sources sont au nombre de trois et coulent dans
» trois bassins distincts disposés en croix. La source du
» milieu, n° 1, dite source *Lapostelle*, et celle du côté
» gauche, n° 2, source *Vallot*, sont les plus fortes, et

» celle de l'extrémité droite, nº 3, source *Lavernot*, est
» plus faible, il y a donc là aussi des sources *graduées*,
» circonstance souvent avantageuse pour l'administra-
» tion médicale. L'eau de Fontaine-Bonneleau, très-
» limpide à son émergence, est froide; sa température ne
» s'élève pas à plus de neuf ou dix degrés centigrades,
» et le débit ordinaire des sources est évalué à 400,000
» ou 450,000 litres par jour. Deux des bassins sont
» garnis de conferves d'un aspect lanugineux, tantôt
» blanches, tantôt jaunâtres lorsqu'elles sont souillées
» d'ocre ; elles offrent une certaine onctuosité au tou-
» cher, et le ruisseau d'écoulement des sources est ta-
» pissé dans toute son étendue d'un limon rouge abon-
» dant. Quant aux caractères physiques et chimiques de
» l'eau, ils donnent à l'intensité près les mêmes résul-
» tats. L'eau est *indifférente* au papier de tournesol
» bleu ou rougi; son odeur est d'abord sensiblement
» et passagèrement sulfureuse, et sa saveur franchement
» styptique; au moyen des réactifs spéciaux, elles accu
» sent franchement la présence du fer et, dans les dé-
» pôts surtout, celle de la matière organique désignée
» sous le nom d'acide *crénique* et *apocrénique*, puis
» celle de la chaux, de la magnésie, de quelques carbo-

» nates de chlorures, etc. Enfin, dans le limon ocreux
» recueilli et lavé, on trouve d'une manière non dou
» teuse, quoique en petites proportions, l'arsenic et le
» manganèse, etc. (1)

» L'eau de Fontaine-Bonneleau appartient à la classe
» des eaux *ferrugineuses crénatées*, et vient se placer à
» côté de celles de Plombières, de Bourdeille, Saint-
» Denis-lès-Blois, de Forges (Normandie) et toutes du

(1) L'analyse que nous avons faite sur l'eau puisée aux sources
en mars 1858 et sur les échantillons pris également par nous sur
place, nous a donné les résultats suivants, rapportés à un poids de
1,000 grammes de liquide et pour moyenne, savoir :

Crénate et apocrénate de fer. . . . . , .	0,063
— — de manganèse . .	*très-sensible.*
Arsenic	*traces.*
Bicarbonate de chaux . . . . . , .	0,357
— de magnésie	0,140
Chlorure de sodium et de magnésium . .	0,011
Sulfate de chaux et de soude	*indices légers.*
Silice, alumine. . . . . . . *évalués*	0,005

Sels de potasse et ammoniacal. . . . . ⎫
Phosphate . . . . ⎬ 0,040
Matière organique et acide carbonique et ⎪
   sulfurique. . . . . ⎭

TOTAL. . . . 0,616

La *Source faible* est moins ferrugineuse, les deux autres diffèrent
peu entre elles.

» même genre dont les bons effets sur l'économie ani-
» male ne sont pas mis en doute aujourd'hui.

» Situées dans un pays dépourvu de sources minérales
» les eaux de Fontaine-Bonneleau sont employées depuis
» longues années, sur la prescription des médecins,
» dans les départements de l'Oise et de la Somme. Le
» rendement des sources peut répondre à un service
» assez important, l'aménagement et le captage des
» sources ne laissent rien à désirer, puis la nature chi-
» mique de ces eaux justifie parfaitement les vertus mé-
» dicales qu'on leur a reconnues. Nous croyons que,
» d'après ces considérations, et en raison de leur ana-
» logie avec d'autres eaux déjà en vogue et autorisées,
» rien ne s'oppose à ce que la concession de continuer
» l'usage médical des eaux de Fontaine-Bonneleau soit
» accordée au pétitionnaire. En conséquence, Messieurs,
» nous avons l'honneur de vous proposer de répondre
» à M. le ministre que les sources de Fontaine Bonne-
» leau peuvent être autorisées au point de vue médical,
» à la condition pour les propriétaires de prendre tous
» les soins capables d'assurer la conservation des sour-
» ces et l'expédition au loin de l'eau minérale qu'elles
» débitent, qui nous occupe.

— Les conclusions de ce rapport sont mises aux voix et adoptées par l'Académie.

Ces Eaux, fort anciennement connues et employées avec succès par les habitants des localités environnantes dans beaucoup de cas d'affections anémiques, ont été déjà exploitées vers l'année 1770 par Vallot, pharmacien d'Amiens, qui fit même construire un établissement et dota les sources de bassins en pierres qui existent encore aujourd'hui.

Ces Eaux furent en grande faveur sous Louis XV, les dames de la cour ainsi que les grands seigneurs se rendaient à ces sources tous les ans. Mais en 1789, la célébrité qu'elles avaient acquise fut la cause de la destruction complète de l'établissement. Malgré cela, l'usage des eaux n'en continua pas moins, MM. les médecins ne cessèrent de les prescrire toujours efficacement jusqu'à ce jour.

En présence de résultats si positifs, et aussi dans un but d'utilité locale, nous avons demandé l'autorisation de régulariser l'emploi médical de ces eaux, laquelle nous a été accordée, ainsi qu'il est dit plus haut, par S. E. le Ministre du Commerce.

PROPRIÉTÉS MÉDICALES

D'après les observations recueillies par MM. les médecins des départements de l'Oise et de la Somme qui ont bien voulu nous prêter leur bienveillant concours; nous n'entreprendrons point l'énumération banale de toutes les affections où ces Eaux sont employées avec avantage. Il faudrait parcourir une grande partie du cadre nosologique.

On sait en effet que les Eaux ferrugineuses et surtout celles ferro-crénatées (celles de Fontaine-Bonneleau sont de ce nombre) sont une arme des plus puissantes de la thérapeutique, nous nous bornons à indiquer les principaux états organophatiques où ces eaux sont utiles, laissant à MM. les médecins le soin de régler leur emploi en particulier.

Ces Eaux sont un tonique reconstituants par excellence, elles sont indiquées toutes les fois qu'il s'agit de rendre au sang la richesse, aux organes leur énergie. Elles sont le spécifique des altérations du sang, de l'anémie, de la chlorose et des névroses si variées qui en sont la suite. Elles combattent les accidents qui résultent de l'exagération du tempérament lymphatique, et peuvent aussi prévenir le scrofule.

Elles conviennent aux constitutions altérées par insuffisance d'air atmosphérique et de nourriture substantielle ou fatiguées par les excès.

Elles facilitent les convalescences chez les personnes chez les personnes épuisées par de longues douleurs. Elles établissent les digestions difficiles et on les prescrit avec succès dans toutes les affections atoniques des muqueuses, etc.

Leur usage devra être secondé d'une nourriture substantielle, de l'exercice au grand air, on les prend au repas avec de bons vins.

Puisse cette faible esquisse attirer l'attention de MM. les médecins sur les eaux de Fontaine-Bonneleau pour vulgariser son emploi. On verra alors que Fontaine-Bonneleau ne ment pas à son nom. Le proverbe dit : *vox populi vox Dei.*

PRÉPARATIONS DES SELS DE FONTAINE-BONNELEAU

L'immense quantité d'eau qui se débite des sources nous permet de recueillir des sels d'une pureté parfaite, aussi encouragé par les heureux resultats obtenus avec les eaux de Fontaine-Bonneleau par MM. les professeurs et médecins de l'Académie d'Amiens, nous sommes-nous décidé à favoriser l'action des eaux en fabriquant de petites dragées avec nos sels.

Ces dragées sont d'une saveur agréable, elles ont une supériorité incontestable sur toutes les autres préparations du même genre, car elles n'ont pas comme elles l'inconvénient d'être échauffantes.

On en fait usage soit en buvant les Eaux dont elles complètent le traitement, soit séparément à toute heure du jour. La dose dans le premier cas est de huit à dix par jour, et dans le second de quinze à vingt.

La saison des Eaux commence le 1er mai et finit le 30 septembre, époque pendant laquelle les sources sont ouvertes au public tous les jours.

Pour les demandes et renseignements, s'adresser par lettre affranchie au directeur-gérant des sources de Fontaine-Bonneleau, à Conty (Somme).

A Amiens, chez MM. Dufourmentel, Bor, Chéron Benoits, Gonse, pharmaciens.

A Beauvais, chez Mathon, Cristallin-Lucas, Clément et Duval-Daniel.

A Abbeville, chez Capron, Chevallier, de Villepoix, Dufestel, Duplan, Pajot, Riquier, Trogneux, pharmaciens.

A Mondidier.

A Doullens, chez Douchet, Lierment et Mathias.

A Péronne, chez Douville.

A Clermont (Oise), chez Devillier et Violle.

A Breteuil

A Compiègne, chez Baudequin, Demolon, Marcel, Simon.

A Lille, chez Tripier frères, Meurein, etc.

A Roubaix.

A Tourcoing.

A Douai, Depoutre, Burgeat, Delannoy, Deroo, Legrain, Lemaire, Midi-Pollart.

A Dunkerque, chez Beck, Belval, Decorte, Deswast. Valenciennes.

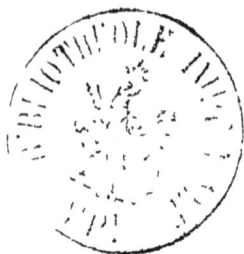

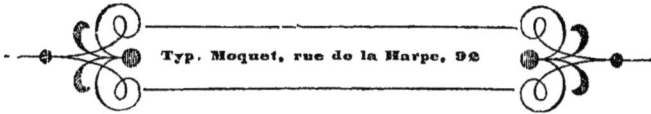

Typ. Moquet, rue de la Harpe, 92

84

www.ingramcontent.com/pod-product-compliance
Lightning Source LLC
Chambersburg PA
CBHW050448210326
41520CB00019B/6119